AF458826

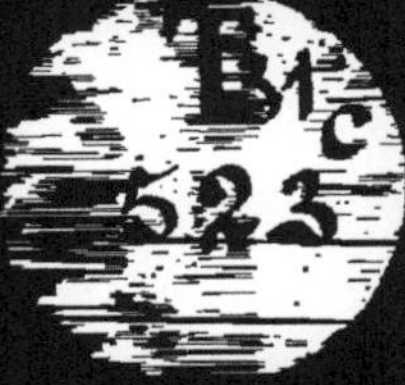
B1c
523

LES
Douze Premiers Mois
DE
BÉBÉ

Juliette BARADUC
Sage-femme agréée des Hôpitaux.

LES
Douze Premiers Mois
DE
BÉBÉ

Prix : 1 fr. 50

PARIS
CH. BOULANGÉ, LIBRAIRE-ÉDITEUR
SUCCESSEUR DE ALEX. COCCOZ
11, rue de l'Ancienne-Comédie, VIe

1904

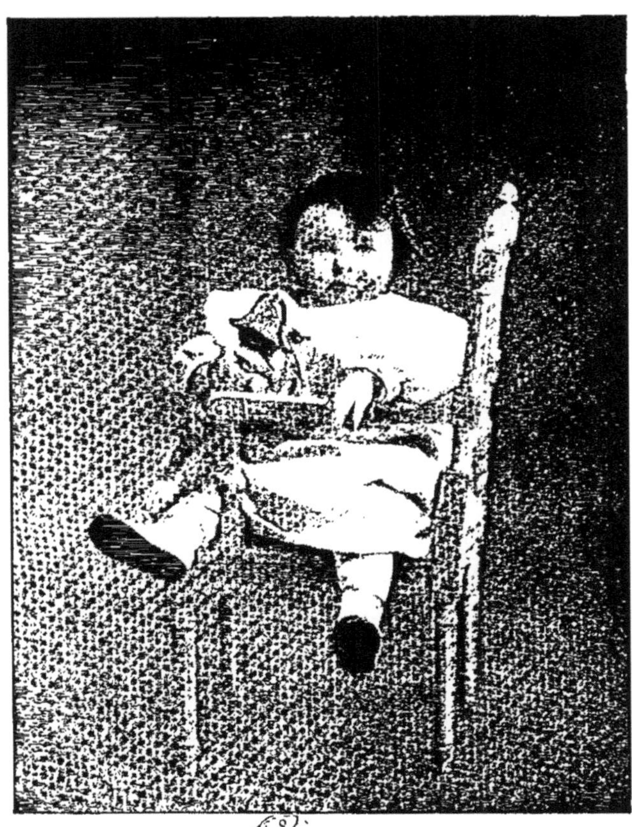

AVANT-PROPOS

ooo

A mes Lectrices,

FLEURS, bijoux, rubans, dentelles, sous les aspects les plus divers, sont les coutumiers objets consacrés par l'élégance, choisis par le bon goût, imposés par la mode pour servir d'atours à la Beauté. Les conseils à ce sujet ne vous manquent pas. Mais combien nombreuses sont celles qui devant les colifichets précieux, les joyaux les plus beaux, ont, comme la femme romaine, CORNÉLIE, mère des Gracques, répété cette parole : « Ma plus belle parure, ce sont mes enfants !... »

L'enfant n'est pas seulement la plus belle, il est la première parure de la jeune mère. Pour lui garder sa fraîcheur, son teint de lis et de rose, pour qu'il soit gai, pour qu'il devienne fort, il faut, dès le berceau, l'entourer chaque jour, à toute heure, de soins attentifs et doux... C'est une plante délicate et frêle. Pour que le bouton donne la fleur, il est nécessaire de surveiller pas à pas la marche de son éclosion.

Bien des ouvrages scientifiques approfondis ont été écrits sur les soins à donner à l'enfant depuis sa naissance. Nos Maîtres, qui excellent en l'art difficile de soigner et de guérir les tout petits, ont publié des traités, véritables codes, sur les phénomènes qui se rattachent aux maladies de l'enfance, sur les principes et les lois de physiologie qui régissent les affections du jeune âge. Malheureusement, ces livres ne sont pas à la portée de tous, et le seraient-ils, que les termes, les expressions et les phrases mêmes qui s'y rencontrent, laisseraient dans l'embarras bien des jeunes mères non initiées au langage médical.

Devant le petit être créé par elles, combien restent embarrassées, ce n'est pas chose facile de s'entendre avec la chétive créature qui semble d'abord n'avoir besoin que de nourriture et de sommeil... Il n'a, le mignon, pour se faire comprendre, que le langage des signes... Dans ses traits, dans sa physionomie, dans ses yeux, il faut lire... A son cri, à son geste, il faut répondre...

Dans ma clientèle de sage-femme, j'ai eu maintes fois l'occasion de suivre de très près bien des jeunes enfants... J'ai pensé qu'il serait agréable à celles qui veulent parachever l'œuvre de leur maternité, en suivant peu à peu le développement de leur nourrisson, de pouvoir, en un opuscule très simplement écrit, très court, trouver tous les renseignements utiles à la surveillance de Bébé pour les premiers douze mois...

Lorsque Bébé saura marcher tout seul et parler, la mère aura acquis l'expérience : à ce moment, s'arrêtera mon rôle d'éducatrice...

La question m'a paru pleine d'intérêt pour toute femme. Elle est la question toujours nouvelle puisque chaque jour des enfants naissent. Et c'est dans le but d'aider de mes conseils les mamans d'hier, d'aujourd'hui, de demain, que j'ai écrit ce petit livre que je leur dédie.

J. B.

I

LE NID

ooo

La vie de l'enfant, disait le professeur Bouchut, n'est pas un état normal. C'est une foule d'efforts pour y arriver !

Être frêle, sans défense, il naît sans avoir la résistance suffisante contre les impressions du dehors... La première année est pour lui la plus dure à passer... Les statistiques néfastes nous indiquent, hélas ! combien succombent.

Pour lutter contre le danger, pour prémunir le tout petit contre les influences morbides, la première préoccupation d'une maman dans l'attente d'un nouveau-né est de lui préparer *le Nid*...

Elle y apportera ses soins les plus minutieux, les plus assidus, les plus tendres...

En la chambre vaste, claire, facile à aérer, à chauffer, le petit lit sera placé de préférence contre le mur, auprès de celui de la personne chargée de lui donner des soins...

Berceau douillet mais hygiénique, propre, exempt de toute odeur désagréable, ce nid qui procurera le sommeil paisible et doux, vivifiant et calme, doit maintenir le corps à une chaleur convenable. Il sera garni pour cela :

D'une housse d'étoffe de couleur claire destinée à maintenir la chaleur ;

D'un matelas de laine et d'un autre en balle d'avoine ou en crin blanc; celui en balle d'avoine est plus facile à remplacer, moins coûteux ;

D'un grand oreiller en balle d'avoine de la largeur du matelas et sur lequel reposera toute la partie supérieure du corps de l'enfant, lequel doit être placé de façon à être légèrement incliné. Bien des personnes qui craignent les déformations ont tendance à le coucher absolument à plat. La position légèrement inclinée est plus confortable pour l'enfant qui peut ainsi mieux respirer.

Le complément du lit sera : couverture blanche, chaude et légère, édredon en duvet. Ce dernier de préférence de forme américaine.

Si l'on est en hiver, deux sacs à eau chaude

en caoutchouc recouverts de housses en feutre.

On complétera le lit par un rideau de tulle destiné à préserver l'enfant des mouches s'il s'en glissait dans la chambre.

Ne pas oublier que l'enfant a besoin d'air pour respirer et qu'un rideau épais l'en prive.

Le lit de la garde sera exempt de rideau.

Une grande table recouverte d'un marbre blanc, sur laquelle seront posées une baignoire et une balance munie d'une petite corbeille dite : « pèse-bébé » et garnie d'ouate. Le tout disposé de façon à pouvoir peser l'enfant aussitôt après son bain.

Une autre petite toilette en fer laqué blanc à cuvette double pour les toilettes de la journée et pouvant renfermer tous les ustensiles usuels tels que poudre, vaseline, couches, etc..., toutes choses à avoir sous la main.

Trois thermomètres : « bain, chambre, maxima »
Une chaise basse pour la personne soignant l'enfant.
Enfin, si la chambre n'est pas pourvue du chauffage moderne à l'eau chaude, du feu de bois dans la cheminée.

La température ne dépassera pas 18 degrés, mais doit être maintenue.

Les lits oscillants sont très répandus. Le lit à jour, à pieds fixes en fer ripoliné ou en cuivre est préférable!... — L'enfant dort très bien dans les lits fixes qui ne permettent pas de le bercer.

Certes elle est poétique la vieille coutume du bercement. Elle éveille en nous le souvenir des légendes et des contes, elle amène à l'esprit les tableaux jolis : la vieille grand'mère en tournant le rouet, chantonne une mélopée douce et fait vaciller d'un mouvement rythmique et lent le berceau où le bébé s'endort!..

Hélas, il faut laisser l'illusion aux littérateurs et vous habituer, Madame, à ne pas être, malgré le joli mot du poète :

Celle
Qui berça si longtemps la couche qui chancelle!...

Les hygiénistes le défendent et ils ont raison... Les mouvements brusques de balancement troublent la circulation du sang, provoquent des étourdissements, des vertiges même, arrêtent le travail de la digestion, et le sommeil qu'ils procurent n'assure le plus souvent qu'un engourdissement morbide...

Restons dans la réalité!... Outre que le bercement est nuisible, qu'une fois l'habitude prise l'enfant la perd difficilement... c'est se créer une foule d'ennuis, une insupportable sujétion, car, sitôt éveillé, l'enfant crie et crie jusqu'à ce qu'on le berce!...

Air et lumière!

Voilà deux agents merveilleux pour entretenir la vie, pour la développer... Mais il faut en user avec parcimonie, avec méthode!

Aux fenêtres, nous mettrons des rideaux qui tamiseront le jour. Le trop grand soleil est nuisible, les rayons de lune sont eux-mêmes néfastes... Un demi-jour favorise le sommeil... Une trop blanche clarté, surtout si elle arrive latéralement, amène l'enfant à loucher... Fermez les rideaux de la fenêtre et ouvrez ceux du lit...

A la naissance, la chambre doit être presque sombre, on diminuera l'obscurité graduellement... Également on évitera les bruits violents... car deux sens ont besoin d'être protégés : la vue et l'ouïe!...

La pureté de l'air est indispensable!.. L'air est le pain de la respiration... Pendant la saison chaude l'enfant peut sortir dès le quinzième jour, en hiver il faut attendre parfois deux mois... C'est au moment où il est absent, qu'il faut aérer la chambre. Quand Bébé est là, couvrez-le douillettement dans son berceau, gardez-le bien des courants d'air et alors...

fermez les rideaux du lit pendant que vous ouvrez la fenêtre !..

Ainsi vous permettrez de se développer aux poumons du petit être vers lequel tendront désormais tous vos efforts, vos espérances et vos joies...

Telle est l'installation du nid dans toute sa simplicité... Mais la nursery peut être plus élégante en employant le nouveau style si gracieux, si bien approprié à ce coin du home. C'est là une question de goût personnel, cela dépend aussi de l'emplacement dont on dispose. Ce qu'il importe de retenir, c'est que le local doit être avant tout salubre, très propre, et que l'hygiène est le facteur le plus important de la santé physique de l'enfant.

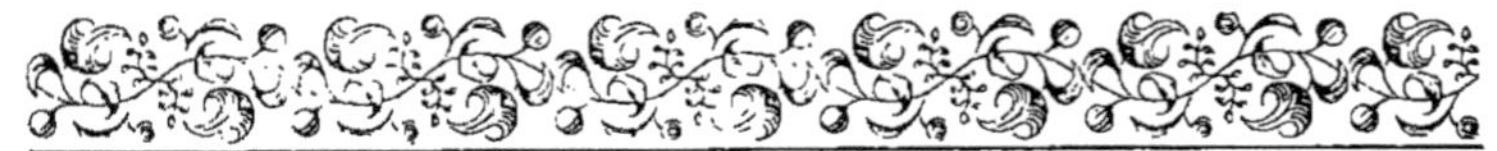

II

LA LAYETTE

ooo

Bébé vient de naître. Il est déposé sur un linge chaud.

Après les pansements d'usage terminés, on lui donne son premier bain.

Le bain. — Enduire le corps légèrement de vaseline, essuyer très soigneusement et plonger dans le bain qui doit être à 36° ou 38°. Faute de thermomètre, on peut évaluer la température en plongeant le coude dans l'eau, l'impression ressentie doit être agréable...

Bébé sera maintenu la tête au-dessus de l'eau au moyen de deux doigts de la main gauche, placés en fourche derrière le cou. Avec une boule d'ouate hydrophile formant éponge, on le frictionnera doucement de la main droite... La durée du bain varie de trois à cinq minutes.

Bien séché dans des langes chauds, bien poudré très méticuleusement dans les petits plis qui se forment sur son corps, bien essuyé sous les aisselles et dans les oreilles, l'enfant sera pesé. Son poids sera noté, de façon à surveiller chaque jour, la progression normale qui doit s'établir... Et nous procéderons ensuite à la première toilette.

Pendant les premiers jours, le nombril, après un lavage à l'eau bouillie, est enveloppé entièrement d'ouate hydrophile maintenue par une bande formant ceinture, en flanelle et attachée avec une épingle de nourrice très plate.

La toilette. — L'enfant a besoin d'être couvert chaudement. Sa température s'abaisse facilement... Les vêtements doivent donc être chauds et secs, et surtout ne pas irriter la peau. Il faut pouvoir les mettre facilement, les ôter de même.

Suivant les goûts l'on choisira la vieille mode française ou la mode américaine. Cette dernière, plus gracieuse, demande plus de soins et de surveillance.

Mode française. — Selon la saison, les vêtements du nourrisson sont en toile, en flanelle, en coton ou en laine. Si l'on se décide pour la mode française, on opère de la façon suivante :

On commence par entrer l'une dans l'autre la chemise et la brassière, puis on les met à l'enfant. Le procédé le plus commode consiste à introduire ses doigts dans la manche et à les faire sortir par l'entournure. Saisissant alors la main de l'enfant, on tire et la manche est facilement passée. On retourne la chemise de façon qu'elle ne descende pas plus bas que le pli de l'aîne. On place une couche triangulaire dans laquelle on enveloppe le bas du corps et les jambes (on peut même se contenter d'une couche plus longue que large qu'on met en long ; on enroule une jambe dans chacun des côtés et on replie en arrière l'extrémité non utilisée), on met ensuite le lange de laine qu'on fait remonter jusqu'aux aisselles, on le roule autour de l'enfant en laissant les bras libres, on retourne le bout en arrière et on fixe le tout par des épingles de nourrice.

Un fichu en tissu fin entoure le cou...

Le bonnet n'est pas indispensable.

Une grande robe à manches dite *cache-maillot* complète la toilette.

Bébé ainsi vêtu ira recevoir le premier baiser de sa maman. Puis il sera déposé dans son berceau où on le laissera dormir, après l'avoir couché légèrement incliné, comme il a été indiqué dans le chapitre précédent.

❧

MODE AMÉRICAINE. — La mode américaine consiste à habiller les nouveau-nés d'une petite chemise décolletée laissant les bras nus, néanmoins ouverte derrière comme notre petite brassière, une ceinture, de 15 centimètres de hauteur sur 110 de largeur environ, est placée au-dessus de la chemise. Elle est destinée à maintenir le buste de l'enfant, aussi doit-elle être placée sous les aisselles et fixée au moyen d'épingles de nourrice.

Aux pieds de Bébé : des bas et des chaussons de laine. Une couche en toile mise ainsi que nous l'avons précédemment décrit est maintenue par une petite culotte en flanelle blanche dite *couche-culotte*.

Une longue jupe de 80 centimètres carrés en flanelle blanche, non fermée derrière, est adaptée à une haute ceinture de 14 centimètres de haut sur 65 de largeur environ. On fait croiser et on attache cette ceinture sur les côtés derrière. Enfin l'enfant est revêtu d'une robe montante à longues manches fermées aux poignets. On termine la toilette par une petite casaque en tissu léger et chaud.

❧

Modifications a partir du deuxième mois. — A partir du deuxième mois, la toilette du Bébé sera modifiée.

Je ne conseille pas encore l'allongement de la chemise. Les petits vêtements peuvent être portés jusqu'à ce que l'enfant ait pris des habitudes de propreté. Les brassières seront donc de la hauteur nécessaire pour couvrir l'enfant jusqu'à la naissance des cuisses et envelopper entièrement le ventre.

Le maillot supprimé est remplacé par les couches-culottes...

On ajoute, à la brassière de dessus, trois boutons, deux sur chaque côté et un devant.

Les couches-culottes sont munies de quatre boutonnières à la taille. Les deux de devant s'adaptent au bouton du devant de la brassière, les deux de côté aux deux boutons de côté.

De cette manière l'enfant reste maintenu. On n'aura plus à ajouter qu'une longue robe en flanelle sans manches, et la robe de dessus qui peut être, selon le goût de la maman, aussi jolie qu'elle le désire.

Le port du fichu doit être conservé pendant quelques mois encore sous les robes. Il n'empêche pas le port du bavoir par-dessus.

Les mères américaines et anglaises laissent les bras de l'enfant, nus sous les robes. C'est une coutume qui tend à se généraliser en France. Je ne conseille cette mode qu'à partir du deuxième mois et encore cela dépend-il de la santé de l'enfant. Au début de la vie, son petit corps n'a aucun soutien, ce serait l'exposer à mille inconvénients graves que de trop tôt lui laisser la liberté absolue du mouvement.

Plus tard, quand Bébé s'essaiera à marcher, il faudra modifier de nouveau la toilette : raccourcir la robe et le jupon, remplacer les chaussons par des souliers en cuir souple. Au lieu de lange, si l'enfant est propre, lui faire porter des pantalons en toile fine.

Bébé doit toujours être tenu dans un grand état de propreté. Il ne doit pas rester longtemps mouillé. Il est donc nécessaire d'avoir des couches en assez grand nombre : quatre à six douzaines ne sont pas de trop.

Si la chambre est toujours maintenue dans une température régulière de 18°, on pourra de temps en temps le laisser pendant le jour, libre dans ses langes tout en étant suffisamment couvert pour le prévenir contre le froid.

Pendant la belle saison et dans la chambre, l'enfant n'a pas besoin d'avoir la tête couverte.

❧

CHANGE. — A part les trois premiers jours où l'enfant n'est changé que quatre fois pendant les vingt-quatre heures, il est utile de le changer ensuite aussitôt qu'il est éveillé. Le nourrisson en effet se salit fréquemment. Le laisser souillé dans ses langes déterminerait chez lui des ulcérations de la peau qu'il faut avec soin éviter.

Il est donc bon de le changer environ toutes les deux heures et avant la tétée. Après son repas, il a tendance à s'endormir et il ne faut pas l'en empêcher. C'est donc une moyenne de huit à neuf fois en vingt-quatre heures, car on peut s'abstenir la nuit, à moins toutefois que son état ne l'exige.

Ne croyez pas, Mesdames, qu'il soit difficile de rendre propre un enfant de très bonne heure. Dès trois ou quatre mois, on l'habitue à la propreté. Sitôt éveillé, plusieurs fois dans la journée, au coucher, on le tient quelque temps sur un vase jusqu'à ce qu'il se soit soulagé. — Cette méthode est précieuse à tous les points de vue. Comme l'enfant ne se salit généralement pas en dormant, il se trouve très bien de cette habitude, puisqu'il est moins souvent et moins longtemps en contact avec des langes souillés et on évite aussi de salir une grande quantité de linge.

Chaque fois que l'enfant aura été démailloté, il sera lavé à l'eau froide en été, à l'eau tiède en hiver.

MANIÈRE DE PORTER LES ENFANTS. — C'est la manie des jeunes mères, bien excusable en somme, car il est si gracieux de porter dans ses bras le petit être que l'on couve et que l'on adore. Il est charmant le tableau de la jeune maman à peine remise de ses émotions du grand jour, faible encore, mais puisant dans son amour maternel des forces pour soutenir le précieux fardeau.

Et Bébé se laisse dorloter, et il est content, et il désire toujours être sur les bras.

Ne l'habituez pas à cela.

Cependant, comme tout le monde, Bébé a besoin de changer de position de temps en temps. Il faut bien procéder à sa toilette, le changer, retourner sa literie, lui donner un peu de mouvement. La façon dont on le porte a une grande importance.

Pendant les six premiers mois, le nourrisson doit garder une position presque horizontale, la tête peu élevée, le corps étendu sur le dos ou légèrement incliné sur le côté.

Toutes les fois qu'on voudra le prendre, il faut le saisir d'une main sous les fesses et de l'autre main tenir la tête; il doit être porté tantôt sur un bras, tantôt sur l'autre.

Jusqu'à six mois il n'y a pas d'inconvénient à laisser longtemps couché le petit enfant.

Après six mois, il faut le garder le moins possible assis sur les bras. Dans la position assise, sa colonne vertébrale s'incurve.

Il faut le porter à deux mains, presque horizontalement, un des bras de la femme entoure les jambes de haut en bas, l'autre entoure le tronc de bas en haut.

Ces principes qu'une mère facilement observe puisqu'il s'agit de l'avenir de son enfant, ne sont pas malheureusement toujours suivis lorsqu'on le confie à une étrangère. Pour les promenades, mieux vaut faire usage d'une petite voiture, en l'assujettissant soigneusement sur des coussins. La voiture doit être poussée derrière la tête de l'enfant. — La manière de les promener la tête en avant est mauvaise.

Et surtout, n'oubliez pas qu'il est dangereux de mettre à la portée de Bébé toute chose qui pourrait être peinte avec des couleurs à base de plomb. Bébé porte tout ce dont il peut s'emparer à sa bouche!... On ne saurait trop surveiller ce qu'il y porte!...

Mères, veillez!...

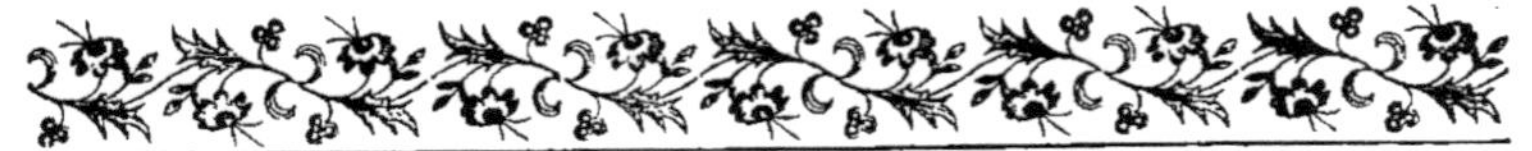

III

L'ALLAITEMENT

ooo

Une mère qui nourrit son enfant est deux fois mère, dit un vieil adage français... Cette maxime est médicalement vraie, naturellement vraie.

A côté des soucis qui résultent de la nourriture quotidienne de son enfant pendant la première année, à côté des mille soins, des veillées nombreuses, des précautions infinies, il y a comme récompense une satisfaction immense, pour la mère qui donne le sein à la créature qui lui doit le jour... L'enfant, en ouvrant les yeux à la lumière, est un être inachevé, et c'est une deuxième création qui s'opère lorsque les organes commencent à fonctionner, à se développer, à se modifier. C'est donc le créer deux fois que d'être la dispensatrice de la vie en l'allaitant.

Malheureusement, les soucis de l'existence mondaine, des affaires commerciales, la santé chétive de la maman, ne permettent pas toujours d'agir ainsi...

Je me contenterai de poser ces deux principes :

1° L'allaitement maternel est supérieur à l'allaitement par une nourrice;

2° L'allaitement au sein est supérieur à l'allaitement au biberon.

Il ne m'appartient pas d'insister sur les signes qui doivent guider dans le choix d'une nourrice. Ceci est l'affaire du médecin, lui seul est capable de se prononcer en tout état de cause.

La nourrice sur lieu, bien surveillée, offre à l'enfant les mêmes avantages que lui offrirait sa mère. Tous les laits de femme se différencient peu les uns des autres. — La nourrice à distance présente de graves inconvénients...

Il faut à l'être débile pendant la première année une surveillance constante, une vigilance incessante, une attention minutieuse, à chaque heure, à chaque minute même. C'est pourquoi je n'hésiterai pas à conseiller, au lieu de l'exil du nourrisson chez une mercenaire qu'il est difficile de surveiller, l'allaitement artificiel chez soi, au biberon, *bien fait*.

Et voici, Mesdames, à ce sujet quelques conseils :

1° Allaitement naturel par la mère ou par la nourrice;

2° Allaitement artificiel;

3° Allaitement mixte.

❧

ALLAITEMENT NATUREL. — Que l'enfant soit nourri par sa mère — ou par une *Remplaçante*, son hygiène est bien entendu la même...

Bébé, dans son berceau, dort son premier sommeil... Doit-on, au réveil, le mettre au sein immédiatement? doit-on attendre vingt-quatre heures avant de lui offrir la première tétée?...

Il est évident que l'enfant n'a besoin de rien le premier jour... Quelques cuillerées à café d'eau bouillie légèrement sucrée, lui suffisent largement...

Si la mère doit nourrir, et dans ce cas-là seulement, il n'est pas inutile de présenter le mamelon au nouveau-né... La montée laiteuse n'est pas faite encore, mais, sous l'effet des mouvements de succion instinctifs et spontanés, les bouts de sein se forment et il se fait dans la glande un appel qui éveille en elle la sécrétion lactée...

Il n'est pas rare que la montée laiteuse soit lente à s'établir!.. Ne vous découragez pas, chères mamans, persévérez cinq ou six jours, continuez vos tentatives avant de déclarer que vous êtes incapable de nourrir... Entre temps, donnez simplement à votre nourrisson un peu de lait de vache bouilli, coupé avec de l'eau sucrée tiède.

En passant, un conseil : pour éviter les crevasses si douloureuses des seins et aussi par mesure d'hygiène, ayez soin de les laver avant et après chaque tétée, régulièrement, avec de l'eau boriquée tiède. Matin et soir, opérez un lavage avec l'eau bouillie alcoolisée.

Dans le projet d'instruction aux mères pour allaiter les enfants, élaboré au nom de la sous-commission des crèches, le Docteur Variot, rapporteur, a établi les règles formelles qui doivent toujours présider à l'allaitement naturel. Elles sont à la portée de tout le monde et je ne puis mieux faire que de les transcrire ici.

« Il faut s'attacher de bonne heure à espacer les tétées de l'enfant : pendant les premiers jours, on met l'enfant au sein quand il pleure sans raison apparente, toutes les heures ou toutes les deux heures; mais bientôt les nouveau-nés seront mis au sein *toutes les deux heures* dans la journée et *deux fois seulement dans la nuit*, de huit à neuf fois dans les vingt-quatre heures. L'estomac est peu développé dans les premières semaines de la vie; aussi les prises de lait doivent être rapprochées. Plus tard, à six semaines ou à deux mois, il suffira de faire téter le nourrisson *toutes les deux heures et demie* le jour, et *on le laissera reposer entièrement la nuit.* A cinq ou six mois, si les mères sont bonnes nourrices, les tétées pourront être espacées *toutes les trois heures.* C'est une très mauvaise pratique de donner le sein à un enfant pour le calmer toutes les fois qu'il pousse des cris : l'estomac est surchargé par ces prises incessantes de lait; les vomissements et la diarrhée peuvent même survenir. Pendant les premières semaines, il suffira généralement, si les seins sont bien développés, de faire téter le nourrisson d'un seul côté, et alternativement, pour que le lait monte également dans les deux seins. *La durée de la tétée ne devra pas excéder dix minutes.* »

Il ne faut jamais laisser l'enfant s'endormir avec le mamelon dans la bouche.

Gaver les enfants sous prétexte de les rendre forts et beaux est plus qu'une utopie, c'est un danger; surtout empêchez la nourrice de coucher Bébé avec elle...

Telles sont en substance les indications que je crois devoir donner au sujet de l'allaitement maternel. L'apprentissage est peu difficile et le savoir-faire indispensable s'acquiert vite par la pratique...

Une recommandation pour finir : L'enfant doit être mis presque horizontalement au sein, en ayant soin d'empêcher le lait de couler trop vite et en laissant libre l'orifice des narines par lequel se fait la respiration pendant la tétée...

Je laisse à de plus compétents que moi les recommandations nécessaires quand il s'agit d'un animal-nourrice, ânesse ou chèvre, et je n'entamerai pas de discussion pour savoir si l'influence du lait d'ânesse rend l'enfant têtu, celle du lait de chèvre, capricieux. Ce ne sont pas choses de mon domaine.

ALLAITEMENT ARTIFICIEL. — Le lait employé pour l'allaitement artificiel sera le lait de vache, de bonne qualité, recueilli avec soin et stérilisé.

Le lait stérilisé industriellement se conserve assez longtemps. Il est préférable cependant de le stériliser à domicile. De nombreux appareils stérilisateurs ont été inventés ces dernières années. — Je conseille celui du docteur Porak, accoucheur en chef de la Maternité, à Paris.

Pendant les quatre à six premières semaines, il est bon de couper le lait stérilisé d'un tiers d'eau bouillie et légèrement sucrée. A partir de cette époque, à moins d'indication contraire du médecin, on peut utiliser le lait stérilisé pur.

Pendant la tétée, le liquide doit être maintenu à 38°.

Divers moyens sont employés pour l'allaitement artificiel. Les plus répandus sont la cuiller, le verre, la tasse à bec, le biberon.

Les trois premiers présentent les mêmes inconvénients, les enfants avalent trop rapidement et sans téter... par contre, ils présentent de grandes garanties de propreté.

Reste le biberon...

Le seul biberon recommandable est constitué par une bouteille munie d'une courte tétine en caoutchouc. La tétine doit pouvoir être facilement retournée comme un doigt de gant, ce qui permet un bon nettoyage. Il est bon en outre de se servir d'une bouteille graduée. Cette bouteille peut avoir n'importe quelle forme. Ce qu'il importe, c'est qu'elle soit excessivement propre. La malpropreté d'un biberon favorise l'éclosion de maladies et en particulier le muguet et la diarrhée.

Il faut donner le biberon à intervalles très réguliers. Les repas doivent être un peu plus éloignés qu'au sein... A titre de renseignement j'ajouterai que la capacité de l'estomac d'un enfant n'est guère, à la fin de la première semaine, que de 50 centimètres cubes. Elle est de 100 centimètres cubes à la fin du premier mois, de 150 centimètres cubes à la fin du troisième mois.

Voici d'ailleurs un petit tableau que vous pourrez prendre pour guide, bien entendu, avec le consentement de votre médecin :

AGE	QUANTITÉ DE LAIT PAR TÉTÉE	NOMBRE DES TÉTÉES EN 24 HEURES	INTERVALLES DES TÉTÉES
1re semaine.	15 à 30 gram.	9 tétées	Toutes les 2 h.
2e — .	45 —	—	—
3e — .	60 —	—	—
4e — .	75 —	7 tétées	Toutes les 2 h. 1/2
6e — .	90 —	—	—
9e — .	105 —	—	—
3e mois. . .	120 —	—	—
4e — . . .	135 —	—	—
5e — . . .	160 —	5 tétées	Toutes les 3 h.
7e — . . .	180 —	—	—
9e — . . .	200 —	—	—
12e — . . .	220 —	—	—

Alimentation mixte. — L'alimentation mixte est employée dans bien des cas par des femmes qui n'ont pas assez de lait pour nourrir complètement leur enfant.

Suivre les conseils de son médecin.

Tout enfant qui tette bien doit augmenter de poids. Bébé doit donc être pesé soigneusement tous les jours. L'augmentation doit continuer plus ou moins constante, plus ou moins rapide, et si nul phénomène morbide ne se produit du côté de la mère ou de l'enfant, le poids ne diminue jamais.

Tout arrêt, quelque faible soit-il, a sa signification. Tout enfant qui n'augmente pas souffre.

Grâce à la précaution de la pesée, une mère est vite mise en éveil... Toujours veiller, c'est son devoir... veiller sur tout... L'examen des garde-robes fournira aussi d'utiles indices. Elles devront avoir une couleur jaune claire, être semi-liquides, homogènes, bien liées... Dès que vous voyez apparaître des grumeaux blanchâtres ou la teinte verte, méfiez-vous... l'alimentation est vicieuse, et la maladie est là qui guette.

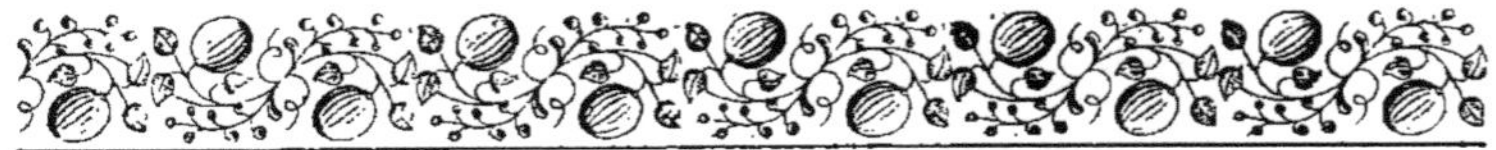

IV

LE GESTE

o.o o

Douillettement couché dans son berceau, que l'ingéniosité maternelle a orné de dentelles, enrubanné de bleu ou de rose, au milieu de l'atmosphère reposante et calme de la chambre dont la température est égale et douce, sous l'œil énamouré de sa mère, Bébé goûte les bienfaits du sommeil.

Pas un pli, pas une ride sur son visage rosé... Il respire lentement, paisiblement... Le pouls est faible et régulier... Sur le chérubin qu'aucun mauvais songe ne vient troubler, une grande sérénité plane...

Un rien suffit à bouleverser ce tableau en un mobile de douleur ou un mobile de joie... Vienne à passer la souffrance, les traits se contractent, la face s'altère, le nez se pince, les yeux s'excavent, les lèvres se décolorent... Vienne à passer la joie, les traits se dilatent, la face s'illumine, le nez bat des ailes, les yeux brillent et sur les lèvres empourprées naît le sourire qui met aux joues les fossettes d'anges.

La modification des traits est donc un symptôme caractéristique que toute mère doit attentivement surveiller.

A sa naissance, l'enfant n'est qu'un être inconscient... Ses sens sommeillent... ses mouvements sont automatiques. Petit à petit, la transformation s'opère. La répétition de sensations qui se rattachent à une satisfaction quelconque de l'organisme provoque chez lui un sentiment d'agrément, fait naître des aspirations, des désirs. Il apporte, en naissant, le penchant de prendre de la nourriture... Peu à peu d'autres penchants se développent : activité, imitation, affection, joie, crainte... dont les signes révélateurs se produisent facilement, disparaissent de même et se remplacent l'un par l'autre avec une grande facilité.

A mesure que les mois se succèdent, les gestes se renouvellent avec plus de force. Les sensations obscures se précisent. Elles étaient vagues, elles deviennent nettes. Bébé perd l'expression indifférente des premiers mois. Pour se faire comprendre, il a le langage naturel, celui des signes : il l'emploie.

Et il l'emploie si bien, ce petit être qui semble

n'avoir point de volonté, qu'il se révèle au suprême degré égoïste et volontaire.

❧

Bien des gens prétendent que les enfants à la mamelle n'étant pas libres dans leurs langes, n'ont point la faculté de prendre l'attitude qui leur est convenable et ils concluent à la nullité des signes en cas de maladie. Sous une apparence de raison, ils ont tort.

Évidemment, si vous enserrez étroitement dans un maillot le nourrisson trop faible pour sortir de sa prison de langes, il vous sera difficile de l'observer. Mais si, le laissant, comme je l'ai recommandé dans le chapitre premier, le plus souvent possible, libre de ses mouvements dans son berceau, vous pouvez apprécier les gestes qui trahissent la souffrance de tel ou tel organe...

Dans le travail de la dentition, vous le verrez porter ses doigts vers les arcades dentaires ; dans les maladies du larynx, il veut rester placé sur son séant ; dans les accès de dyspnée, il tente de violents efforts pour se lever.

Tous ces mouvements sont instinctifs, indépendants de la volonté, arrachés par la souffrance, c'est pour cela qu'il faut en tenir compte.

Ces impressions rapides, souvent mobiles, fugitives sur le facies du Bébé qui souffre, sont difficiles à traduire en termes concis. Elles n'en ont pas moins une signification importante pour le médecin appelé auprès de lui. Bien souvent, sans négliger les autres moyens d'exploration, c'est par l'inspection de l'attitude et du geste qu'il a deviné le siège du mal.

L'intelligence du langage des signes est donc d'un précieux secours. Chaque jour l'enfant cherche à prendre connaisance de tout ce qui l'entoure, en lui s'accumulent les impressions. Lisez, jeunes mamans, sur cette physionomie qui s'éveille, devinez-en les pensées, scrutez ce qui se cache au fond de son âme naissante...

Bébé apprendra vite à vous connaître et vous serez bientôt récompensée de vos efforts... A votre approche ses lèvres s'entr'ouvriront, il aura pour vous le plus beau des gestes, celui qui consiste à tendre ses deux petits bras pour quêter un baiser... Langage muet qu'il accentuera plus tard d'une mimique plus expressive, il agitera désordonnément bras et jambes, dans une manifestation voulue de contentement et de tendresse, il l'appuiera de petits sons gutturaux, inarticulés, mais doux, mais joyeux, jusqu'au jour où de ses chères lèvres tomberont les deux syllabes magiques : « Ma-man... ma-man !... »

Et vous vous considérerez, ô mères, comme largement payées de vos jours d'angoisses et de vos nuits sans sommeil !

V

LE CRI

ooo

Bébé a entr'ouvert les yeux ! Il regarde. A côté de son berceau il n'a pas aperçu la nourrice... Il s'agite, semble chercher avec sa bouche... Il a faim... Il crie!...

C'est le seul mode qu'il ait de communiquer avec son entourage.

C'est la manifestation naturelle de cet être auquel manque la parole. C'est le plus énergique de ses moyens d'expression.

Bien vite une mère s'habitue et distingue, car le cri de joie n'est pas le même que le cri de colère... le cri d'impatience n'est pas le même que le cri de douleur. Ces modifications sont faciles à saisir. Ce sont des sensations réelles, intraduisibles en langue vulgaire, mais si intelligibles pour l'oreille, qu'on cite des milliers d'exemples où, dans la foule, à une heure de danger, des mères ont reconnu entre mille autres, le cri de leur enfant en péril...

Habituez Bébé à le bercer... Si, pour l'endormir, il n'a pas le doux et pernicieux balancement... il crie !...

Habituez le petit tyran à rester souvent sur les bras. Il s'accoutume très vite à ce bien-être. Il crie !... Il n'y a plus moyen de le faire taire, il faut le prendre et le porter...

Chez les enfants bien portants, rassurez-vous, mères de famille, le cri est rarement dangereux. Il constitue au contraire un espèce d'exercice plutôt utile... Il provoque une plus grande activité des poumons et des muscles de l'abdomen, excite la circulation du sang et les autres fonctions de l'organisme...

Obligez Bébé à rester au lit !... Laissez-le crier quelques minutes, apaisez-le en lui parlant, en le caressant avec la main !... Bientôt son agitation se calmera, fatigué de crier il se taira, fermera les yeux et le sommeil vainqueur lui donnera l'apaisement réparateur.

Songez que si vous ne l'habituez pas en bonne santé à garder son berceau, il faudra, quand il sera malade, constamment et toujours le promener sur les bras, le priver de la température du berceau, passer des nuits blanches à vous épuiser... Ne cédez pas au petit tyran !...

❧

Mais lorsque, sans raison apparente, les cris continuent longtemps !... Écoutez !... Déshabillez l'enfant, il y a peut-être quelque chose qui le gêne... une épingle qui le pique... un pli de brassière... qui sait?... une puce!... ou bien ses langes sont mouillés, et la sensation du froid lui est pénible !... La cause est vite trouvée !... Le malaise disparaît...

C'est surtout la nuit qu'il faut écouter le cri!... Observez-en les altérations dans leur forme, dans leur timbre et dans leur durée !...

L'enfant s'est endormi calme... Soudain il s'agite, il jette un cri prolongé!... La mère éveillée se penche sur son berceau!... La face du bébé est sombre, les traits se contractent, les sourcils se rapprochent, les yeux se ferment à demi, les narines s'élèvent en formant une ride sur la joue... Sur ce visage ainsi altéré passe un nuage de douleur !... Puis le calme reparaît, tout revient à l'état ordinaire !... Mais l'accalmie n'est pas de longue durée ; des cris encore !...

Ce sont des coliques qui le torturent... Vite, une flanelle chaude, des frictions...

Le cri est-il unique, aigu, très fort, venant à des intervalles éloignés ?... Il y a lieu de soupçonner une douleur cérébrale...

Un cri étouffé se rencontre principalement dans les affections des organes respiratoires, dans la pneumonie...

Mais il en est un qui est la terreur des mères. C'est celui qui est le signe révélateur du croup!... Le cri est voilé... l'expiration est rauque, il y a quelquefois des inspirations bruyantes, que les auteurs ont comparées au chant d'un jeune coq !... Appelez le médecin, mais cependant ne vous alarmez pas inutilement, ô mères, songez que le sérum du docteur Roux a diminué les effets foudroyants de cette maladie terrible, et espérez, ayez confiance dans la méthode que vulgarisa Pasteur, dont la découverte fut un bienfait pour l'humanité.

Cri naturel ou cri spontané, ne négligez pas ce langage de l'enfance... La voix trahit l'homme, dit-on. Elle révèle la douceur ou l'âpreté de son caractère, sa franchise comme sa loyauté !... ainsi le cri de l'enfant révèle, quoique fugitives et variées, des sensations réelles et profondes sous ses différents états de souffrance ou de contentement.

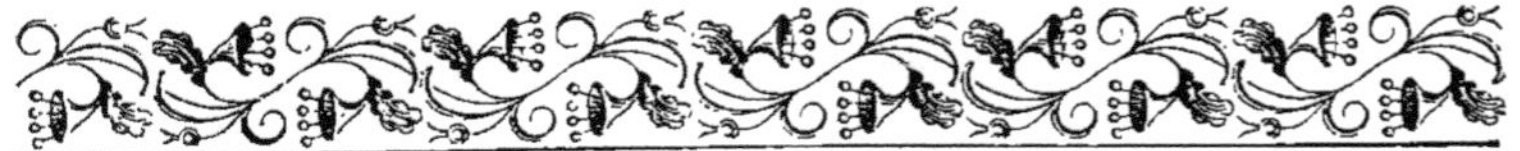

VI

L'ÉPANOUISSEMENT

ooo

La vie de l'enfant avant la naissance était étroitement liée à celle de sa mère. Il puisait, au contact du sang maternel, les éléments nécessaires à son entretien et à son développement.

A la naissance, la source vivifiante maternelle se tarit subitement. Une nouvelle fonction s'est installée : la respiration. La circulation s'est complétée. Le jeune organisme vivra désormais d'une vie autonome. Il est d'abord semblable à la plante fragile qui, pour fleurir, a besoin de toute la sollicitude et de toute la patience du bon jardinier... Il est l'arbuste dont toutes les branches ont besoin de l'atmosphère chaude de la serre maternelle... Il ne faut pas qu'un souffle glacé le frôle de son aile meurtrière, si l'on veut assister à son épanouissement.

La bouche. — L'inspection de la bouche fournira de précieux indices sur l'état de santé. La coloration, la chaleur, la sécheresse de la langue sont à étudier. Il suffit de mettre un doigt dans la bouche d'un jeune enfant pour apprécier la plupart de ces caractères...

En abaissant la langue avec une cuiller, on pourra voir les rougeurs de la gorge, des amygdales, les ulcérations du palais.

En donnant le doigt à sucer, on jugera de la vigueur naturelle. L'enfant trompé croit prendre le sein. Il tette avec plus ou moins d'avidité. S'il est bien portant, l'effort est violent. Si l'effort est faible, c'est que l'enfant souffre...

L'odeur de la bouche amène à reconnaître aussi des affections graves.

Vers l'âge de quatre mois certains enfants commencent à saliver beaucoup. Puis, jusqu'à l'apparition de la première dent, cette sécrétion s'accentue. Les gencives se congestionnent, Bébé devient inquiet. Ses joues sont très rouges, brûlantes, son sommeil est moins bon. Il porte à sa bouche tout ce qu'il peut. Il aime qu'on lui frotte doucement les gencives et il mord le doigt qui le soulage. Enfin la première dent pointe sous la peau mince. Après des phénomènes d'agitation plus ou moins grands, l'enfant qui ne se trouve bien nulle part, qui très souvent a perdu l'appétit, qui a de la diarrhée, quelquefois même des mouvements convulsifs, se trouve tout à coup soulagé... La première dent est percée !...

Au moment de la dentition, il est bon de provoquer le sommeil par un bain supplémentaire le soir. Il faut surveiller sévèrement l'hygiène et le régime pendant cette période, astreindre la nourrice à une nourriture la moins échauffante possible. Pour ceux qui sont élevés au biberon, on doit redoubler de précautions...

Les promenades peuvent être autorisées... Pas trop de chaleur, mais pas de froid !...

De quatre à sept mois, en général, paraissent deux incisives médianes inférieures, de huit à dix mois, quatre incisives supérieures. A douze mois, il a huit dents, à dix-huit mois, douze, etc. Ceci n'est point une règle absolue. Selon la nature de l'enfant, la dentition est plus ou moins facile, plus ou moins rapide.

Un point capital, essentiel, est en tout temps de tenir très propre la bouche de l'enfant. Avec un petit linge en toile très fine, imbibée d'eau bouillie, il ne faut pas manquer de lui nettoyer la langue, le palais et la face interne des joues.

Hygiène, toujours hygiène pour conserver la santé.

La peau. — La peau de l'enfant est plus mince, plus molle, mais aussi plus rosée que celle de l'adulte.

Entre le deuxième et le septième jour, elle est souvent d'un rose jaunâtre.

Vers le quatrième ou cinquième jour, très souvent l'épiderme desquame comme après une scarlatine.

L'enfant offre peu de résistance au froid. Il est sujet au coryza désagréable, qui l'empêche de téter.

Il est donc utile, lorsqu'on donne le bain journalier, d'éviter les changements brusques de température. Si Bébé est un peu grognon ou indisposé, remplacez le bain par des lotions tièdes. Ces lotions sont d'ailleurs indispensables pour nettoyer les aines, les aisselles, les genoux, les coudes, l'anus, etc... Le défaut de nettoyage favoriserait le développement des rougeurs, de l'erythème, et même de l'eczéma.

La peau de la tête mérite des soins particuliers.

En dépit du préjugé vulgaire, n'hésitez pas à enlever la croûte squameuse qui se forme sur le crâne du nourrisson. Avec un peu d'huile d'olive ou de savon, nettoyez la petite tête. Conserver cette croûte, que les bonnes femmes du temps passé considéraient comme un indice de santé, c'est vouloir amener des pustules à plaisir.

Quelquefois, vers le quatrième jour, l'enfant devient jaune plus ou moins verdâtre. C'est ce que l'on ap-

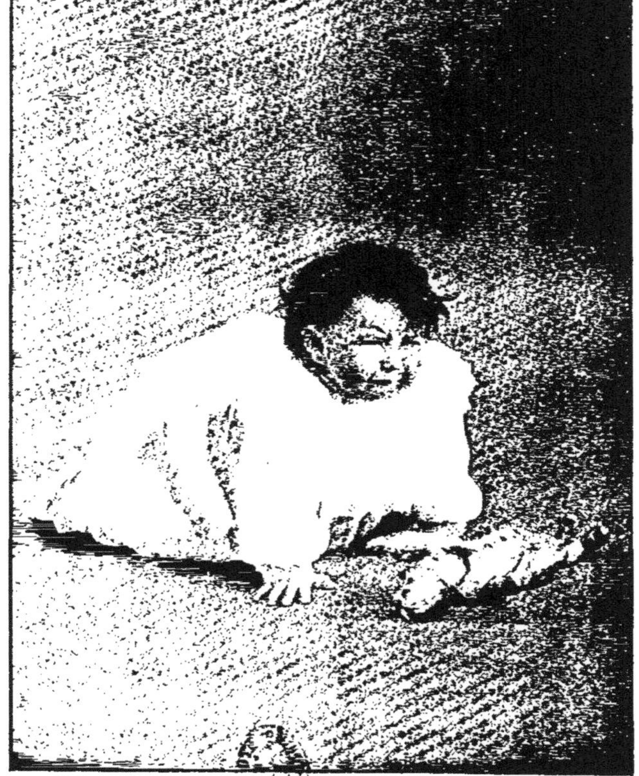

pelle l'ictère des nouveau-nés. Le plus souvent l'ictère disparaît vers le douzième jour.

❧

La vue. — Les yeux de l'enfant s'ouvrent au moment de la naissance, mais ils sont sans éclat et paraissent insensibles à l'action de la lumière. Ils se meuvent en tous sens, mais ils n'ont pas de but déterminé. A la fin de la deuxième semaine, ils suivent le jour ; vers six semaines, ils commencent à reconnaître.

Les yeux, ces miroirs de l'âme, subissent des altérations profondes, suivant les sensations de joie ou de douleur !... Qui ne connaît pas la rougeur, le gonflement des paupières, le larmoiement précurseur de la rougeole ?...

Il faut donc entourer de soins particuliers les yeux de Bébé... laver les paupières chaque jour avec un tampon d'ouate hydrophile imbibé d'eau boriquée. Si vous apercevez des gouttes de pus au bord de l'œil, ce qui est assez fréquent chez les nouveau-nés, craignez la redoutable ophtalmie et ses conséquences. Dans la plupart des cas, il suffit de laver les yeux avec de l'eau boriquée et de répéter ces lotions deux à trois fois par jour pendant la première semaine. Même sans indice, il est prudent d'employer ce moyen. Mieux vaut prévenir que guérir.

La respiration. — Respirer, c'est revivifier le sang! L'enfant respire par instinct, autant de fois qu'il lui est nécessaire, sans régularité, sans méthode. Ce n'est que vers la deuxième année que les mouvements respiratoires se régularisent.

Etudier les phénomènes d'aspiration et d'expiration, les pulsations et les modifications diverses, serait, de ma part, une présomption trop grande et sortirait du cadre de cette brochure. Qu'il vous suffise de savoir, jeunes mamans, que, pendant le sommeil, la respiration de votre enfant doit être paisible et régulière. Il doit dormir la bouche fermée. S'il avait la bouche ouverte, c'est qu'une obstruction nasale se serait produite... Il faudrait signaler le cas au docteur.

En état de veille, une émotion agréable amène le sourire, l'enfant ouvre la bouche, regarde; sa respiration momentanément suspendue reprend ensuite précipitée... un mouvement de colère ou de souffrance la modifie, l'altère...

Respiration haletante, gémissante, saccadée, est l'indice de la pneumonie.

Respiration empêchée, brusquement arrêtée à chaque effort, est le signe de la pleurésie.

Respiration saccadée, incomplète, douloureuse! maladie du ventre.

Respiration courte, incomplète! affection du cerveau.

Autant de signes à noter et à retenir.

CIRCULATION DU SANG. — La fréquence de la circulation s'observe par la vitesse des battements du pouls.

Chez les enfants à la mamelle, la palpation du pouls est presque impossible... On ne peut guère en reconnaître la force ou la faiblesse. Son intermittence seule peut donner des doutes.

Le pouls est fréquent dans les premiers moments de la vie, s'accélère à l'état de veille, diminue pendant le sommeil, décroît à mesure qu'on approche des derniers jours de l'allaitement.

L'accélération du pouls à elle seule ne suffit pas à faire diagnostiquer la fièvre. Ce sont surtout les phénomènes physiques qui l'indiquent : tristesse, abattement, pleurs!... à l'état de veille... et lorsque Bébé s'endort, sommeil agité, léger, interrompu au moindre bruit... Il veut téter et abandonne le sein... Sa bouche est chaude, sa langue humide, ses joues sont colorées, il saute, agité de petites secousses à chaque instant...

Rien n'est mobile comme la température des enfants. La fièvre rapidement l'exagère, elle revient vite à l'état normal. Les frissons sont extrêmement rares, la sueur abondante n'existe pas. A peine est-elle remplacée par de la moiteur...

Dès que vous aurez constaté ces phénomènes morbides, prévenez votre médecin.

Craignez les remèdes de bonnes femmes, ils sont funestes. Suivez docilement les ordonnances, n'ayez pas de prévention pour tel ou tel remède, fermez l'oreille aux qu'en dira-t-on des parents, des amis, obéissez au praticien, soyez son aide... Ainsi la plante fragile deviendra fort roseau... et vous n'aurez pas la douleur de voir la fleur de votre amour et de votre rêve, s'étioler, se faner, périr... avant de s'être épanouie.

1. C'est vers le sixième mois que se pose la question de la vaccine. Il y aura lieu de prendre avis de son médecin et de suivre ses conseils à ce sujet.

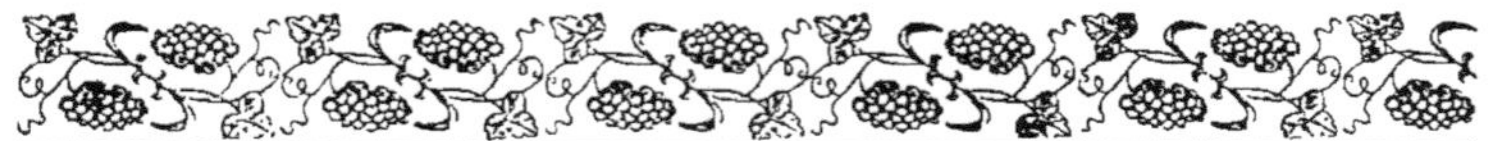

VII

LES PREMIERS PAS

ooo

Les premiers mouvements de l'enfant sont automatiques, involontaires... Ce n'est guère que dans le cinquième mois qu'apparaissent les mouvements voulus.

Bébé alors cherche à saisir les objets à portée de sa main, il fait effort pour tenir la tête droite, il essaie de se relever dans son berceau...

Vers le huitième mois ses petites jambes auront pris de la force... et vous vous en apercevrez vite, car le moyen à employer est facile et charmant... c'est la récréation des jeunes mères... Tenez Bébé droit, appuyez énergiquement ses petons sur votre ventre, soutenez-le par la partie supérieure du corps et faites-le monter après vous... Il rira d'abord, sera gauche, fléchira, mais bientôt de lui-même réclamera cet exercice... Ses jambes ont de la force... placez l'enfant à terre sur une couverture ou sur un tapis, entourez-le d'objets auxquels il puisse se cramponner sans se blesser, évitez les meubles aux arêtes vives... de loin en loin, mettez des coussins...

Bébé ne restera pas longtemps assis... D'abord il se couchera, roulera... puis son occupation principale sera de ramper à terre... Peu à peu il apprend à mouvoir ses jambes, à se servir de ses bras... il se dresse. Le voilà debout!...

Oh! le grand effort!... mais aussi quel équilibre instable, quel château branlant!... Il reste la bouche béante, sa respiration s'arrête, il demeure stupide devant sa prouesse accomplie... puis pouf!... le voilà tombé sur son séant... il s'assied un instant... puis roule, rampe, recommence une deuxième fois l'expérience.

Quelques jours passent, Bébé est affermi sur ses jambes... A deux mètres de lui, une chaise est voisine. Il se dresse... étend les bras!.. Ouf! le voilà tombé!.. Il se relève. — Il saisit la chaise comme point d'appui et reste un instant immobile, puis d'un bond, il part poussant devant lui le soutien qu'il s'est spontanément découvert... Les muscles obéissent mal, sa volonté est souvent trahie, ses faibles membres inexpérimentés fléchissent... Il cherche des appuis contre les meubles, auprès des murs... Il chancelle, il tombe!... et sans se rebuter, à peine à terre, il se relève... cherche à marcher...

Bien des procédés ont été recommandés pour apprendre aux enfants à marcher, depuis la courroie par laquelle on les tient, jusqu'au chariot à roulettes dans lesquels on les met debout et qu'ils traînent avec eux.

Le mieux est de laisser faire la nature. Les lanières et les chariots compriment la cage thoracique et peuvent avoir une influence néfaste sur le système osseux ou sur le système musculaire...

Les petites filles commencent généralement à marcher vers dix mois, messieurs les garçons sont plus en retard, ils ne marchent guère que de douze à seize mois. L'âge moyen est environ douze mois et demi.

Les enfants gros et lourds marchent plus tard que les enfants d'un poids moyen ou léger... Des circonstances nombreuses peuvent retarder les premiers pas. L'influence de l'alimentation est très manifeste... Les enfants élevés au biberon sont souvent en retard sur ceux élevés au sein...

Dès que Bébé commence à marcher, il faut l'aider en le prenant sous les deux bras, jamais par un seul. Un rien fait tourner sur lui-même le petit bonhomme... tenu d'une main seulement, il peut en pareil cas se luxer l'épaule...

Ne l'obligez pas à marcher trop tôt, vous amèneriez la courbure du tibia... habituez-le à se tenir droit pour éviter les déviations de la colonne vertébrale... Si sa démarche est vacillante, s'il tombe facilement, s'il traîne le pied, s'il boite, appelez le médecin... une intervention est peut-être nécessaire, c'est peut-être un premier indice d'une affection des os ou des articulations des membres inférieurs, ces divers signes motivent donc une attention sérieuse !...

Et maintenant que Bébé sait marcher, donnez-lui de l'air et du soleil !... Continuez une hygiène bien ordonnée, il va entrer dans une phase nouvelle de son existence, l'heure du sevrage est sonnée.

VIII
LE SEVRAGE

ooo

Ne sevrez pas Bébé trop tôt! Le sevrage précoce a des inconvénients sérieux. Il prive l'enfant d'un aliment incomparable en bonne santé, d'une ressource précieuse en cas de maladie...

En principe il ne faut donner à Bébé absolument que du lait jusqu'au dixième mois. A partir de ce moment, on le prépare au sevrage qui aura lieu entre le douzième et le quinzième mois.

On remplace d'abord une tétée ou un biberon, puis progressivement deux ou trois, par une soupe au lait, une bouillie de céréale, un racahout, etc. Le sevrage étant fait graduellement, la montée du lait finit par être insignifiante, la sécrétion lactée s'arrête d'elle-même.

Voici d'après le Dr Foveau de Courmelles, le régime à donner à l'enfant :

« *Premier repas* (7 ou 8 heures du matin).

« Bouillie faite avec 150 gr. de lait et l'une des fécules composées suivantes : phosphaïne, arrow-root, farine de gruau séchée au four, etc.

« *Deuxième repas* (11 heures ou midi).

« Panade avec biscotte, jaune d'œuf et beurre, crème renversée ou œuf au lait, œuf à la coque, œuf poché avec consommé, lait de poule; potage au bouillon de poulet ou de veau avec semoule, sagou, pain grillé, vermicelle, pâtes d'Italie ; soupe au lait. — *Troisième repas* (3 ou 4 heures) : Bouillie avec 150 gr. de lait, céréalose, etc. — *Quatrième repas* (6 ou 7 heures) : Panade ou potage, purée de légumes au lait (pommes de terre, châtaignes, lentilles), blanc de poulet haché menu, cervelles, poissons frais. On peut donner de temps à autre quelques croûtes de pain ou des grissini à mâcher, des gâteaux anglais. — Lait à discrétion. — *Pas d'autre boisson* : ni vin, ni eau rougie, ni eau sucrée, ni cidre, ni bière, ni thé, etc.

« Si, lorsqu'on le sèvre, l'enfant, nourri par sa mère, réclame trop instamment le sein, il est bon de l'en dégoûter progressivement, en badigeonnant le mamelon avec des substances amères (aloès).

« L'usage régulier de la viande doit être tardif; cet

aliment ne sera jamais permis avant deux ans, ou mieux avant trois ans; mais à partir de dix-huit mois on pourra donner un peu de jus de viande, et, de temps en temps, un peu de viande blanche hachée. Quant à la boisson, elle est uniquement représentée par le lait ou par l'eau (bonne eau de source, ou eau filtrée ou bouillie) jusqu'à cinq ou six ans : l'eau rougie, en petite quantité, peut être permise à partir de cet âge. Quant à l'usage du café, du thé, et *a fortiori* des liqueurs, il doit être absolument proscrit chez les enfants (1). »

A moins de maladie de la mère, le sevrage brusque est mauvais... Il fatigue la nourrice, et l'enfant maigrit presque toujours.

Un trop grand appétit est à surveiller. Il indique presque toujours une inflammation du tube digestif.

Tant que l'enfant n'a point ses vingt dents on doit surveiller scrupuleusement son alimentation...

Bébé est grand, il est sevré, il marche !...

Mon rôle est terminé...

A vous, maintenant, Mesdames, de diriger ce petit être

1. Maladies et hygiène de l'enfant.

qui veut tout savoir, vous assaille de questions à tort et à travers, à vous de lui donner les notions justes de toutes choses et de lui fournir, à côté de l'hygiène physique, l'hygiène intellectuelle!...

Ne cherchez pas cependant à éveiller prématurément cette intelligence. Songez que les petits génies en herbe deviennent quelquefois de médiocres gens... Elevez-le méthodiquement, aimez-le sans être aveugle.

Ainsi vous aurez créé un être qui, au point de vue physique, sera fort, aura la démarche vive, assurée, la poitrine large, la tête haute, au point de vue moral, sera bon...

Je serai heureuse que mes conseils aient pu vous indiquer la voie et être utiles dans la mise en marche...

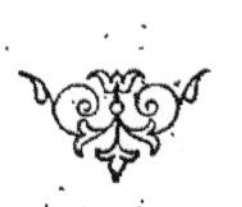

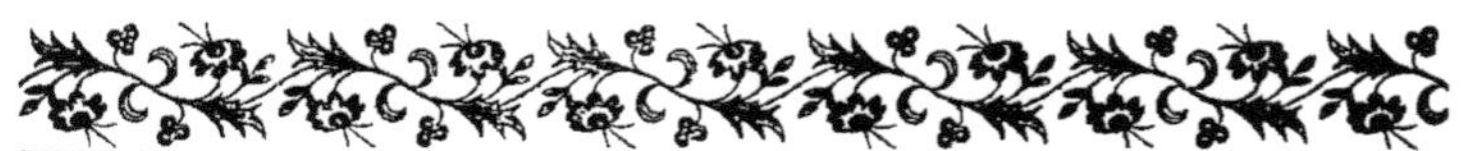

TABLE

ooo

Paris. — J. Mersch, imp., 4 bis, Av. de Châtillon.

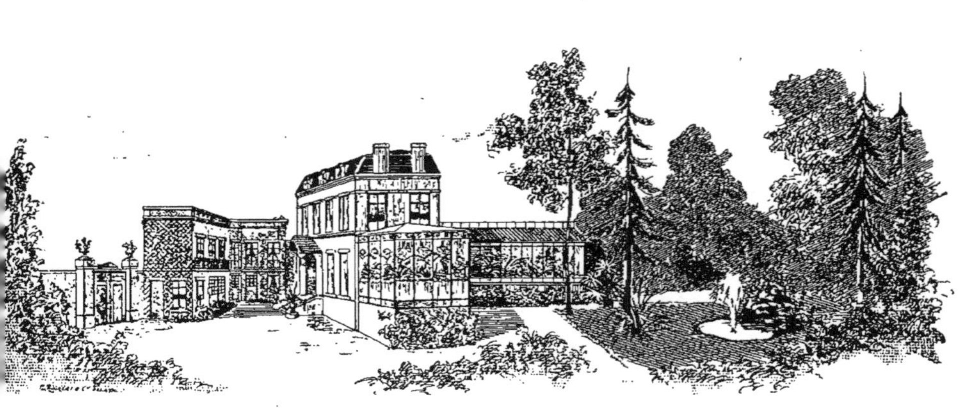

Maison de Santé

POUR DAMES

Dirigée par

Mme Juliette BARADUC

SAGE-FEMME

Agréée des hôpitaux

43, rue des Plantes, 43, PARIS-14e

TÉLÉPHONE **719-76**

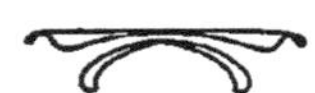

Située dans un quartier neuf, avec des moyens de communication faciles et nombreux, notre Maison de Santé convient aux personnes qui, avec les soins que nécessitent leur état, veulent trouver le calme absolu et le plein repos.

MM. les Docteurs pourront, s'ils le désirent,

opérer chez nous, suivre leurs malades, être certains que leurs prescriptions seront fidèlement exécutées, scrupuleusement suivies.

Notre installation est conforme aux règles de l'hygiène, aux lois de l'asepsie et de l'antisepsie.

La Maison est entourée d'un jardin d'agrément très spacieux, à la disposition des convalescentes.

L'hiver, un immense hall vitré transformé en palmarium sert de salle de réunion et de lecture.

COUVEUSES, SALLE DE BAINS

HYDROTHÉRAPIE, SALON, BIBLIOTHÈQUE, Etc.

Un Médecin est à la disposition de la clientèle

Paris. — J. Mersch, imp., 4bis, Av. de Châtillon

www.ingramcontent.com/pod-product-compliance
Ingram Content Group UK Ltd.
Pitfield, Milton Keynes, MK11 3LW, UK
UKHW021827230726
13924UKWH00015B/1137

9 782019 238230